Sültz Bücher, Lünen

DIABETES... WAS NUN?

Informationen und Grundlagen, inkl. Tagebuch

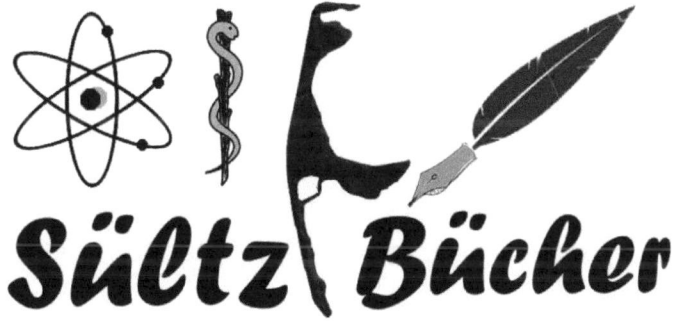

BoD- Books on Demand

Norderstedt 2019

Bibliografische Information durch die Deutsche Nationalbibliothek

Die Deutsche Nationalbibliothek verzeichnet diese Publikation in der Deutschen Nationalbibliografie; detaillierte bibliografische Daten sind im Internet über http://dnb.dnb.de abrufbar.

© 2019 SÜLTZ BÜCHER

Herstellung und Verlag:

BoD – Books on Demand, Norderstedt

ISBN 9-78373-4-78008-0

SÜLTZ BÜCHER... bekannt mit den Gesundheits-Tagebüchern!

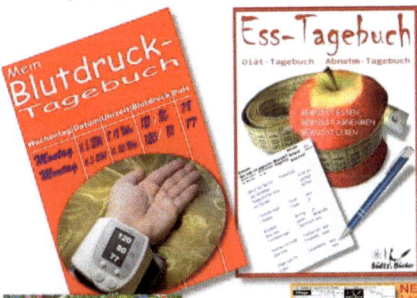
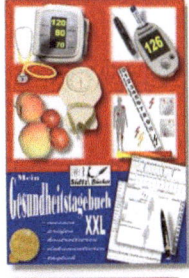
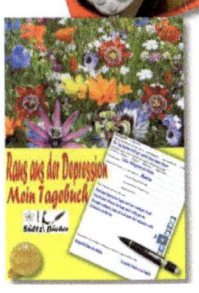
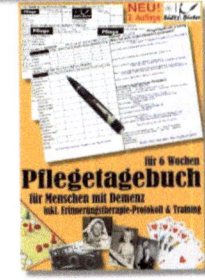
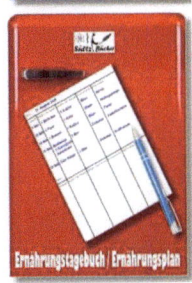
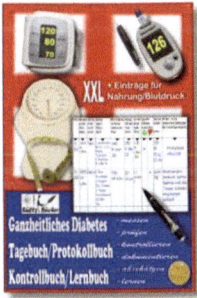
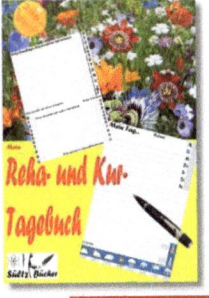
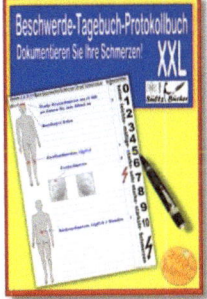
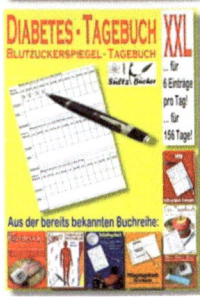
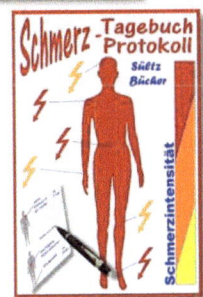
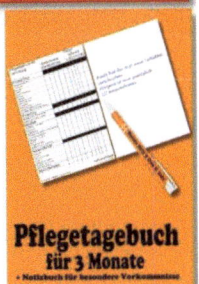

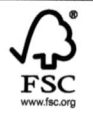

<u>TEIL 1</u> - „Sie leiden an Diabetes.", so die Schockdiagnose für mich von meinem Dok. In dem Augenblick gingen in mir 1000 Dinge durch den Kopf, was ich von nun an nicht mehr darf. Cola, Marzipanriegel, Currywurst mit Pommes rot weiß und noch viel mehr… gestrichen! Sogar die leckere Mokkatorte meiner Mutter… aus und vorbei!

Im Krankenhaus wurde ich eingestellt… eingestellt auf einen Wert, der für mich richtig sein soll. Nun gut, zunächst einmal bin ich froh, dass ich noch lebe. Von heute auf morgen bin ich mit 1500 ml/dl ins Zuckerkoma gefallen. „Hast du denn vorher nichts gemerkt?", werde ich oft gefragt. „Nein", sage ich, „lediglich Stunden vorher. Aber mich trifft das nicht… MICH DOCH NICHT! Morgen mache ich einen Termin beim Dok." Die Warnsignale Stunden vorher waren: Umkehr von Weitsichtigkeit auf Kurzsichtigkeit und Durst, Durst, Durst…

Zu spät! In der Nacht, ich schlief ganz ruhig ein, wechselte ich ins Koma. Krankenwagen, Notarzt… alles nahm seinen Lauf. Wie war das noch gleich mit dem eingestellten Wert? Was sagt mir das? Was ist nun zu beachten? Fragen über Fragen. Und selbst nach nun über einem Jahr, ich meine, ich habe meine Werte im Griff, steigt der Wert plötzlich, ohne zu essen, auf manchmal 300 ml/dl an. Ich bemerke wohl, es ist Stress, der diese Werte auslöst. Nicht der ganz normale Stress, wenn ich mich selbst unter Druck setze. Etwa, wenn ich ein Buchcover designe, dann geht der Wert nach kurzer Zeit und 2 bis 3 Glas Wasser wieder runter. Nein, es ist der negative Stress, der von außen eindringt, der einfach vor der Tür steht, den DU nicht willst. Dann kann ich spritzen und trinken, er geht nicht runter, dieser verdammte Zuckerwert. So, das war der erste Teil dieses Aufklärungsbüchleins. Nun folgt der zweite Teil, die Fragen müssen beantwortet werden. Der dritte Teil besteht dann aus Tabellen, um den eigenen Blutzuckerwert ständig zu kontrollieren und zu korrigieren.

TEIL 2 - Sport, eine gesunde Ernährung und Heilpflanzen können den Blutzuckerspiegel dauerhaft senken und konstant halten. Disziplin ist die Voraussetzung! Wie Sie Ihren Blutzuckerspiegel senken und die Zuckerkrankheit (Diabetes) mit natürlichen Mitteln besiegen können, lesen Sie nun hier. Wie gesagt, es ist mein persönlicher Weg, denn so viele Fragen wurden mir nicht beantwortet. Aber jeden Tag lerne ich mehr. Mein wichtigster Tipp ist auf jeden Fall, lassen Sie sich untersuchen und beraten, Ihr Hausarzt und/oder Diabetologe wissen, was zu tun ist. Dieser kleine Ratgeber soll nur anmerken.

Warum brauchen wir überhaupt Zucker und wieviel?

Ohne Zucker im Blut und dann noch leben wollen, das geht gar nicht. Deswegen kann unser Körper selbst Zucker herstellen. Auch wenn wir niemals Zucker essen würden, wird in unserem Blut Zucker hergestellt. Das Gehirn ist der energetische Großverbraucher im menschlichen Körper (ca. 25% des Gesamtenergieverbrauchs). Besonders einfach kann diese Energie über den Blutzucker (Glukose) bereitgestellt werden. Für die Aufrechterhaltung der Struktur und Funktion von Nervenzellen ist ausschließlich das Monosaccharid (Einfachzucker) Glukose (Traubenzucker) erforderlich. Die Glukose wird innerhalb der Zelle in den Brennstoff aller Zellen ATP (Adenosintriphosphat) umgewandelt. Zudem liefert sie Substrate für den Zellaufbau. Es ist nun wichtig zu wissen, welchen Weg die Glukose gehen muss, um aus dem Blut und dem extrazellulären Raum in die Zelle zu gelangen. Das Zaubermittel hierfür ist das von der Bauchspeicheldrüse, und wie man seit wenigen Jahren weiß, auch in geringem Umfang vom Gehirn, produzierte Hormon Insulin. Jede Zelle hat sogenannte Insulinrezeptoren, die dafür sorgen, dass die Glukose in das Zellinnere transportiert wird, solange keine Insulinresistenz besteht.

Insulinresistenz liegt vor, wenn die Empfindlichkeit und das Ansprechverhalten der Insulinrezeptoren gestört und verändert sind. Die Glukose kann dann nicht mehr adäquat verwertet werden, der Blutzuckerspiegel steigt an und der gesamte Organismus wird oberhalb bestimmter Schwellwerte immens geschädigt. Die Zellen im Gehirn können ebenfalls insulinresistent werden. Das Gehirn ist jedoch der größte Energieverbraucher des Körpers, insofern ist eine mangelnde Energieversorgung katastrophal für alle kognitiven und motorischen Leistungen des Menschen. Ganz besonders stark werden die Gedächtnisleistung, die kognitiven Fähigkeiten und die Konzentration negativ beeinflusst. In gleichem Maße hängt das verstärkte Auftreten von Depressionen und Alzheimer Demenz eng mit der Insulinresistenz im Gehirn zusammen.

Die Insulinresistenz wird durch mangelnde körperliche Bewegung noch zusätzlich verstärkt. Dagegen verbessert jede Art der körperlichen/muskulären Aktivität die Empfindlichkeit der Insulinrezeptoren und erleichtert den Transport der Glukose in das Zellinnere. Sogar schwerwiegende Fälle von Insulinresistenz können über Sport und auch moderate Bewegung verbessert werden und zwar im höheren Maße als durch medikamentöse Behandlung.

Insulinresistenz führt u.a. zu Suchtverhalten (Zuckersucht), Müdigkeitssyndrom, Essstörungen, Durchblutungsstörungen und Diabetes mellitus Typ 2.

Der gesunde Wert für den Blutzuckergehalt des Menschen beträgt 100 Milligramm Zucker pro 1 Deziliter Blutplasma. Das ist Blut ohne die Blutkörperchen.

Ein Blutzuckerspiegel von 0 Milligramm pro Deziliter Blut (also Blut ganz ohne Zucker) ist nicht mit dem menschlichen Leben vereinbar. Wir würden sofort tot umfallen. Zucker muss deshalb immer in unserem Blut sein. Das gilt sowohl für Diabetiker als auch für gesunde Menschen.

Das Vorhandensein der roten Blutkörperchen ist der einzige Grund, warum Mutter Natur uns einen Blutzuckerspiegel geschenkt hat. Die roten Blutkörperchen (Erythrozyten) machen die rote Farbe Ihres Blutes aus.

Ohne Erythrozyten wäre unser Blut eine recht klare Flüssigkeit. Erythrozyten werden in unserem Knochenmark gebildet, und sie verlieren bei der Reifung ein paar wichtige Zellorgane. Deswegen sind Erythrozyten nicht in der Lage, irgendetwas anderes als reinen Zucker als Energiequelle zu verwerten.

Also muss immer Zucker in unserem Blut vorhanden sein, sonst würden die Erythrozyten absterben. Deshalb ist unser Körper in der Lage, selbst Zucker herzustellen. Selbst wenn wir wochenlang nur Quellwasser zur Verfügung und nichts zu essen hätten, würde unser Körper den Blutzuckerspiegel bei mindestens 60 Milligramm pro Deziliter halten. Diesen Effekt kennen wir unter dem Namen Glukoneogenese. Wir würden diese Hungerperiode überleben – zwar mit schlechter Laune, aber ohne bleibende körperliche Schäden.

Als Diabetes mellitus (Zuckerkrankheit) bezeichnet man eine Stoffwechselstörung, bei der die Blutzuckerwerte dauerhaft gefährlich hoch sind. Verantwortlich für die Regulierung des Zuckergehaltes im Blut ist das Hormon Insulin, das in der Bauchspeicheldrüse produziert wird. Es bewirkt, dass jede Zelle des Körpers mit ausreichender Energie, in Form von Zucker, versorgt wird.

Man unterscheidet vier verschiedene Diabetes-Typen:

Bei Typ-1-Diabetes liegt eine Störung der Insulin produzierenden Zellen vor. Der Körper produziert nicht mehr ausreichend Insulin, sodass es zugeführt werden muss. Von diesem Typ Diabetes sind ca. 5 % der Diabeteskranken betroffen.

Über 90 % der Diabeteskranken leiden unter Typ-2-Diabetes. Bei dieser Form der Krankheit reagiert der Körper nicht mehr richtig auf das Insulin, d. h. die Zellen sind insulinresistent. Die Folge ist ein Insulinmangel, obwohl der Körper zu Beginn noch Insulin produziert.

Schwangerschaftsdiabetes ist eine Störung des Stoffwechsels, die ausschließlich während der Schwangerschaft auftritt.

Als sonstige Diabetesformen bezeichnet man alle anderen Diabetes-Erkrankungen, die in Verbindung mit anderen Krankheiten oder genetischen Störungen auftreten.

Noch vor einigen Jahrzehnten erkrankten vor allem ältere Menschen an Typ-2-Diabetes. Deshalb wird diese Form der Zuckerkrankheit auch häufig als Alterszucker bezeichnet. Heute sind auch immer mehr jüngere Menschen von dieser „Wohlstandskrankheit" betroffen. Die lebenslange Einnahme von chemischen Blutzuckermedikamenten wirkt sich auf den gesamten Organismus aus und ist nie nebenwirkungsfrei.

Deshalb sollten wir zuerst versuchen, unseren Blutzuckerspiegel mit natürlichen Mitteln und einer Umstellung Ihrer Lebensgewohnheiten zu senken – natürlich immer in Absprache mit Ihrem Arzt.

Der Blutzuckerwert ist der wichtigste Richtwert für Diabetiker

Diabetiker müssen ihre Blutzuckerwerte regelmäßig kontrollieren. Nur durch eine ständige Kontrolle des Blutzuckerspiegels können sie gefährliche Folgeschäden wie Herz-Kreislauf-, Augen- oder Nierenerkrankungen auf Dauer verhindern.

<u>Wie funktioniert die Messung des Blutzuckers?</u>

Bei der Messung des Blutzuckers wird die Menge an Glukose in einem vorab definierten Blutvolumen gemessen. Als Einheit verwendet man in der Regel Milligramm Glukose pro Deziliter Blut (mg/dl). Die Messung wird mit einer geringen Menge Blut vorgenommen: Dazu sticht man sich mit einer kleinen Lanzette in die Fingerkuppe und gibt das austretende Blut auf einen Teststreifen. Dieser wird in ein Blutzuckermessgerät eingeführt, das den Teststreifen auswertet und Ihnen den Blutzuckerwert anzeigt.

Viele Menschen empfinden das Messen des Blutzuckerwertes als lästig, doch nur durch eine regelmäßige Kontrolle können ungesunde Blutzuckerwerte frühzeitig erkannt und gesundheitliche Folgeschäden vermieden werden. Klären Sie mit Ihrem Arzt, wie oft Sie Ihren Blutzucker kontrollieren sollten und in welcher Form Sie die Messungen am besten notieren.

Tabelle Blutzuckerwerte

Unterzuckerung	Grenzbereich	**Normalbereich**	Grenzbereich	Überzuckerung
25	50	von 75 bis 200	225	ab 250

Diagnose (Nüchtern-)Glukosewert im Blutplasma in mg/dl

- Normalwert (zu Beginn des Tages vor der ersten Mahlzeit) 60 – 100
- Blutzucker-Verwertungsstörung (abnorme Nüchternglukose) 100 – 125
- Diabetes mellitus ≥ 126

Das bedeuten die Zahlen auf einem Blutzuckermessgerät

Der Blutzuckerspiegel eines gesunden Menschen beträgt 100 Milligramm pro Deziliter. Das ist die Zahl, die Blutzuckermessgeräte anzeigen. Aber was heißt das eigentlich? Das bedeutet, dass in 1 Deziliter Blut genau 100 Milligramm Zucker aufgelöst sind.

Wie viel Zucker schwimmt in unserem ganzen Körper, wenn der Blutzucker korrekt bei 100 Milligramm pro Deziliter liegen würde? Die Lösung lautet: etwa 2,5 Gramm Zucker. Das ist kein ganzes Stück Würfelzucker! Mehr braucht unser Körper nicht!

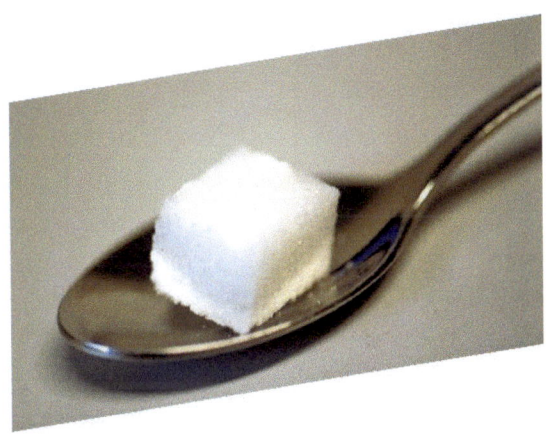

Die rechnerische Lösung dazu lautet: Ein Mensch von 75 Kilogramm Gewicht hat 5 Liter Blut, davon ist die eine Hälfte Flüssigkeit und die andere Blutzellen. Der Blutzucker-Wert bezieht sich nur auf die flüssigen Bestandteile, also rechnen wir mit 2,5 Litern Blut. Nun multiplizieren wir 100 Milligramm Zucker mit dem Faktor 25 und kommen auf 2,5 Gramm Zucker. Das ist sehr wenig.

Zum Vergleich: Stellen wir uns vor, wir schütten ein einziges Stück Würfelzucker in 5 Liter Kaffee. Dann würde der Kaffee keineswegs süß schmecken. Doch diese geringe Menge an Zucker ist für uns Menschen gesund. Deswegen haben wir auch nur eine kleine Anzahl Beta-Zellen, die das Insulin herstellen. Insulin reguliert unseren Blutzucker. Alle Beta-Zellen zusammen sind so groß wie ein Kirschkern! Ein Organ so groß wie ein Kirschkern stellt also unser Insulin her, um unseren Blutzucker bei 2,5 Gramm pro 5 Liter Blut zu halten.

Dieser Sachverhalt ist nun so ausführlich geschildert, damit wir einsehen, dass Menschen von Mutter Natur aus nicht Unmengen an Zucker essen müssen. Sonst wird das „System" überfordert und gerät aus der Balance.

Messung des Blutzuckers

Normalerweise zeigt Ihnen der Arzt oder das Praxispersonal, wie Sie Ihren Blutzuckerwert richtig messen. Trotzdem werden bei der Messung oft Fehler gemacht, die die Ergebnisse verfälschen können. Deshalb sollten Sie vor allem auf folgende Punkte achten:

1. Richtig stechen

Verwenden Sie für jede Messung eine neue Lanzette. Um Schmerzen zu vermeiden, sollten Sie die Fingerkuppe an der Seite einstechen. Falls das Blut nicht sofort fließt, dürfen Sie den Finger auf keinen Fall zusammendrücken, da sonst auch Gewebeflüssigkeit austritt. Vermischt sich diese mit dem Blut, kommt es zu einer Verfälschung der Messung, da der Blutzuckerwert in diesem Fall deutlich niedriger liegt.

Massieren Sie den Finger stattdessen leicht zur Fingerspitze hin und warten Sie, bis das Blut austritt.

2. Saubere und trockene Hände

Vor dem Messen sollten Sie sich die Hände gründlich waschen und gut abtrocknen. Wasser kann das Blut verdünnen und die Werte senken; Lebensmittelreste können die Messwerte erhöhen.

3. Keine alten Teststreifen

Teststreifen sind in der Regel sechs Monate lang haltbar. Nutzen Sie diese nach Ablauf des Haltbarkeitsdatums nicht, da abgelaufene Streifen ebenfalls die Testergebnisse verfälschen können.

Hohe und niedrige Blutzuckerwerte… was passiert im Körper?

Erhöhter Blutzucker:

Bei Blutzuckerwerten über 600 mg/dl spricht man medizinisch von einer diabetischen Hyperosmolarämie, d. h. das Blut wird dicker und der osmotische Druck steigt. In diesem Fall müssen Sie sofort einen Arzt aufsuchen. Neben erhöhten Blutzuckerwerten kann eine Hyperosmolarämie auch andere Ursachen wie die Einnahme hoher Dosen Arzneien aus der Gruppe der Kortikosteroide, ein hoher Alkoholkonsum, Stress oder Infektionen haben.

Symptome bei hohen Blutzuckerwerten:

- erhöhter Harndrang
- übermäßiger Durst
- Krämpfe in den Beinen
- Schwäche
- Verwirrtheit
- Schüttelkrämpfe
- Koma

Niedriger Blutzucker:

Bei einem niedrigen Blutzuckerspiegel unter 60 Milligramm pro Deziliter Blut spricht man von einer Hypoglykämie (Unterzuckerung). In der Regel haben Diabetes-Patienten einen erhöhten Blutzucker; bei bestimmten Therapien kann es aber auch zu einer Hypoglykämie kommen. Besonders häufig geschieht das bei Patienten, die Insulin spritzen. Eine akute Unterzuckerung kann aber auch andere Ursachen haben, wie z. B. die Medikamenteneinnahme zur Freisetzung von Insulin, das Auslassen einer Mahlzeit, eine Verausgabung bei Sport oder wenn die Konzentration des Hormons nicht an einen veränderten Blutzuckerspiegel angepasst wird.

Symptome für niedrige Blutzuckerwerte:

- starkes Herzklopfen
- starkes Schwitzen
- Zittern
- Schwäche
- Hunger
- Schwindel
- Übelkeit

Bei einem Blutzuckerwert unter 40 mg/dl kommt es zu Müdigkeit, die Sprache wird undeutlich und Sie können das Bewusstsein verlieren.

Erste Hilfe bei niedrigem Blutzucker

Bei niedrigen Blutzuckerwerten hilft meist schon das Lutschen eines Bonbons bzw. das Trinken einer Limonade oder eines Saftes, damit der Zuckerwert im Blut schnell wieder ansteigt. In der Apotheke erhalten Sie auch spezielle Traubenzuckertabletten für die Behandlung von Unterzuckerung.

In Notfällen, in denen Patienten das Bewusstsein verlieren und/oder nichts mehr schlucken können, muss eine Glukose- oder Glukagoninjektion durchgeführt werden. Das Hormon Glukagon hebt den Blutzuckerspiegel im Körper schnell wieder an. Falls Sie Insulin spritzen, sollten Sie Glukagon immer bei sich haben. Freunde, Familienmitglieder und Pflegepersonal sollten in der Lage sein, Ihnen im Notfall eine Injektion zu setzen. Darüber hinaus muss sofort ein Arzt konsultiert werden.

Blutzuckerwerte stabil halten

Hohe und niedrige Blutzuckerwerte können auf verschiedene Arten wieder stabilisiert werden. Viele Patienten, denen ein zu hoher Blutzuckerwert diagnostiziert wurde, glauben, sie müssten für den Rest ihres Lebens Insulin spritzen. Wenn Sie am Typ-2-Diabetes erkrankt sind, sollten Sie aber zuerst versuchen, Ihre Blutzuckerwerte mit alternativen Maßnahmen stabil zu halten. Dazu gehören neben einer gesunden und ausgewogenen Ernährung auch eine strenge Gewichtskontrolle und viel Bewegung.

Falls diese Änderungen der Lebensgewohnheiten nicht zum gewünschten Ergebnis führen, wird Ihnen der Arzt Medikamente verschreiben. Neben Insulin, das den Zellen ermöglichen soll, Glukose aufzunehmen, gibt es auch eine Reihe anderer Diabetes-Medikamente.

Menschen hingegen, die unter Typ-1-Diabetes leiden, müssen jeden Tag Insulin zuführen, da ihre Bauchspeicheldrüse dieses lebenswichtige Hormon nicht mehr produzieren kann. Es gibt verschiedene Arten von Insulin, die sich vor allem dadurch unterscheiden, wie lange und wie schnell sie wirken.

Den Blutzuckerspiegel senken, aber ohne Medikamente

Lebenslang Medikamente schlucken oder Insulin spritzen – das ist für viele Menschen ein erschreckendes Szenario. Immer mehr Ärzte empfehlen ihren Typ-2-Diabetes-Patienten deshalb zuerst, ihre hohen Blutzuckerwerte durch eine Umstellung ihrer Lebensgewohnheiten in den Griff zu kriegen. Die folgenden Maßnahmen wirken sich erwiesenermaßen positiv auf den Blutzucker aus.

Gesunde und ausgewogene Ernährung

Viel frisches Obst und Gemüse, ballaststoffreiche und kalorienarme Vollkornprodukte, tierische Proteine und Süßigkeiten dagegen nur in Maßen. Wer seine Blutzuckerwerte senken möchte, sollte sich gesund und ausgewogen ernähren.

Entscheidend für die Auswahl der geeigneten Lebensmittel ist ihr Glukosegehalt. Liegt Glukose in Reinform vor, geht sie sofort ins Blut und erhöht den Blutzuckerspiegel. Lebensmittel, die Glukose in Reinform enthalten, sind z. B. Trockenobst und Weißmehlprodukte.

Vollkornprodukte, Gemüse und viele Obstsorten enthalten Glukose nicht in Reinform und eignen sich deshalb für Diabetiker.

Wichtig für Patienten mit Diabetes mellitus ist auch die Regelmäßigkeit der Mahlzeiten: So sollten Sie täglich auf ein ausgewogenes Verhältnis von Fetten, Proteinen und Kohlenhydraten achten und stets die gleiche Menge an Kalorien zur gleichen Tageszeit zu sich nehmen. Abweichungen von regelmäßigen Ernährungsgewohnheiten, wie das Auslassen einer Mahlzeit oder übermäßiges Essen, können zu sehr niedrigen oder sehr hohen Blutzuckerwerten führen. Auch auf Getränke mit einem hohen Zuckeranteil wie Limonaden oder Fruchtsäfte ebenso wie auf Alkohol sollten Sie weitestgehend verzichten.

Am besten trinken Sie viel Wasser und ungesüßten Tee. Besonders geeignet ist grüner Tee: Verschiedene Studien haben nachgewiesen, dass Grüntee in der Lage ist, den Blutzuckerspiegel zu senken und Diabetes vorzubeugen.

Ballaststoffe als Hilfe bei Typ-2-Diabetes

Schon lange heißt es für Typ-2-Diabetiker, sie sollten statt auf Weizenmehl auf Vollkornprodukte ausweichen. Als Grund dafür wurde bisher immer genannt, dass die Verdauung langsamer abläuft, der Blutzucker nicht plötzlich in die Höhe schnellt. Forscher haben nun aber herausgefunden, dass eine Ernährung mit Vollkornprodukten, die reich an Ballaststoffen sind, sich ebenfalls positiv auf den Blutzucker auswirkt. Hierfür könnten bestimmte Darmbakterien verantwortlich sein, so Forscher der Rutgers University-New Brunswick. (lt. Team FID)

Darmbakterien verhindern Entzündungen

Ballaststoffe sind erst einmal Kohlenhydrate, die für uns Menschen unverdaulich sind. Aber es gibt bestimmte Darmbakterien, die diese Stoffe aufspalten können. Bei diesem Spaltungsprozess entstehen kurzkettige Fettsäuren. Sie wirken sich positiv auf die Zellschicht aus, die der innere Bestandteil der Darminnenwand ist und stärkt diese. So wird neben anderem verhindert, dass Krankheitserreger ins Blut gelangen können. Darüber hinaus schützen die Fettsäuren auch vor Entzündungen. Und gerade darum sind sie so wichtig und interessant für Menschen mit Diabetes Typ 2. Wir wissen, dass diese Zuckerkrankheit unter anderem durch stille Entzündungen ausgelöst wird. Und auch frühere Forschungen haben schon gezeigt, dass Menschen, die Typ-2-Diabetes haben, nur über recht wenige Darmbakterien verfügen, die kurzkettige Fettsäuren produzieren.

Ballaststoffe sind extrem wirksam

Die Wissenschaftler hatten eine Studie durchgeführt, an der Typ-2-Diabetiker teilnahmen. Diese erhielten entweder die typischen Ernährungsempfehlungen für Diabetiker oder aber eine ballaststoffreiche Ernährung, bestehend unter anderem aus Vollkornprodukten, aber auch aus speziellen ballaststoffreichen Nahrungsmitteln der Traditionellen Chinesischen Medizin (TCM). Außerdem standen Präbiotika auf dem Ernährungsplan, mit denen die Besiedlung des Darms mit gesunden Bakterien gefördert werden sollte.

Nach drei Monaten zeigte sich, wie wirksam die ballaststoffreiche Ernährung war. Der HBA1C-Wert war in der Ballaststoff-Gruppe deutlich gesunken. Er gibt Auskunft über den Durchschnitts-Blutzuckerwert der letzten Zeit. Zudem war bei diesen Studienteilnehmern der Nüchternblutzuckerwert geringer. Auch die Gewichtsabnahme war deutlich höher als in der Gruppe, die sich nach den allgemein üblichen Ernährungsempfehlungen gerichtet hatte. (lt. Team FID)

Gute Bakterien setzen sich durch

Die Wissenschaftler schauten sich daraufhin die Darmflora der Studienteilnehmer genauer an. Sie fanden heraus, dass sich von 141 Bakterienstämmen, die kurzkettige Fettsäuren produzieren, 15 durchgesetzt haben. Und dabei handelt es sich um Bakterien, die besonders gesundheitsfördernd sind. Diese Bakterien produzieren Essigsäure und Buttersäure.

Die Fettsäuren erhöhen den Säurewert im Darm, und so wird eine Umgebung geschaffen, die leicht sauer ist. Das hat zur Folge, dass Bakterien verringert werden, die der Gesundheit eher schaden bzw. nicht so förderlich sind. Und sie erhöhen die Insulinproduktion und damit eben eine deutlich verbesserte Kontrolle des Blutzuckerspiegels.

Dadurch kann sich die Erkrankung deutlich verbessern, im besten Falle sogar so, dass die Betroffenen ohne Medikamente leben können.

Achtung! Fruktose

Fruktose galt lange Zeit als idealer Zuckerersatz für Diabetiker und wurde entsprechend oft verwendet. Heute belegen Studien, dass der übermäßige Verzehr von Fruchtzucker sich negativ auf die Gesundheit auswirken kann, wenn er dem Körper in purer Form, also ohne Obst, zugeführt wird.

Einer weiteren Studie zufolge kann Fruktose die Wirkung von Insulin selbst bei gesunden Menschen hemmen und den LDL-Cholesterinspiegel steigern. Die Forscher aus Zürich arbeiteten 12 Wochen lang mit einer Gruppe von gesunden und normalgewichtigen Männern zwischen 21 und 25 Jahren. Sie ließen die Probanden während der ersten drei Wochen je 600 ml Flüssigkeit trinken, der 80 g Haushaltszucker zugefügt wurde.

In den zweiten 3 Wochen nahmen die Männer das gleiche Getränk mit 40 g Traubenzucker zu sich. Es folgten 3 Wochen mit 40 g Fruktose und noch einmal 3 Wochen mit 80 g Fruktose, die jeweils mit 600 ml der gleichen Flüssigkeit getrunken wurden. Während dieser 12 Wochen kontrollierten die Ärzte die Werte Blutzucker, Insulin und Blutfette regelmäßig. Zusätzlich beobachteten sie auch die Glukoseproduktion in der Leber.

Am Ende der Testreihe zeigte sich folgendes Ergebnis: Die mit Fruktose gesüßten Getränke wirkten sich negativ auf den Blutzuckerspiegel aus, denn sie ließen den Blutzucker deutlich stärker ansteigen als die mit Haushalts- und Traubenzucker gesüßten Getränke. Auch der LDL-Cholestrinanteil im Blut und das damit verbundene Arteriosklerose-Risiko erhöhten sich. Trotz diesen aktuellen Forschungsergebnissen gilt Fruktose noch immer als „guter Zucker", da es sich um Fruchtzucker handelt.

Solange er mit Obst aufgenommen wird, ist er auch tatsächlich ungefährlich. Als Zuckerersatz kann er jedoch die Insulinempfindlichkeit senken und die Bildung von Cholesterin und Fettsäuren fördern. Es besteht die Gefahr eines metabolischen Syndroms, einer der wichtigsten Risikofaktoren für Herzerkrankungen. (lt. Team FID)

Reduzierung des Gewichts und ständige Kontrolle

Übergewicht ist eine der Hauptursachen für Typ-2-Diabetes. Wer unter dieser Krankheit leidet und übergewichtig ist, sollte deshalb unbedingt abnehmen. Ein zu hohes Gewicht und das damit im Zusammenhang stehende Fettgewebe können die Empfindlichkeit von Zellen gegenüber Insulin schwächen. Das Fett, insbesondere das Bauchfett, setzt Hormone und Entzündungsbotenstoffe frei, die eine Resistenz fördern.

Auf lange Sicht kann es so zu einer Insulinresistenz kommen. Die Folge ist, dass die Körperzellen nicht ausreichend mit Energie versorgt werden. Der Körper versucht den Zuckerstoffwechsel zwar stabil zu halten, indem die Bauchspeicheldrüse mehr Insulin ausschüttet. Dies fördert aber gleichzeitig den Fettaufbau und der Körper nimmt an Gewicht zu. Nach einem bestimmten Zeitraum kann die Bauchspeicheldrüse die erhöhte Produktion nicht mehr leisten und stellt diese schließlich ganz ein. Dadurch steigt der Blutzuckerwert an.

Übergewicht steigert also den Bedarf an Insulin, mit einer Reduzierung des Gewichts lässt sich der Blutzuckerspiegel hingegen senken. Schon durch eine Gewichtsabnahme von 5 bis 10 kg können Patienten mit Typ-2-Diabetes ihren Blutzucker stabilisieren. Nehmen Sie Medikamente, kommen Sie dank einer Gewichtsreduzierung meist mit einer geringeren Dosis aus. Eine ausgewogene Ernährung und regelmäßige sportliche Betätigung unterstützen Sie dabei, Ihr Gewicht zu reduzieren und dauerhaft zu halten.

Neun Gesundheitstipps für Diabetiker

1. Viel Bewegung

Bewegungsmangel ist einer der wichtigsten Risikofaktoren für Typ-2-Diabetes. Dass Bewegung und Sport sich positiv auf Körper und Geist auswirken, ist keine neue Erkenntnis. Sport sorgt dafür, dass in den Muskelzellen mehr Glukose verbrannt wird. Dadurch sinkt der Zuckerwert im Blut. Zusätzlich erhöht sich die Empfindlichkeit der Rezeptoren in den Zellen, sodass das Insulin wieder besser wirken kann.

Außerdem wird durch regelmäßige Bewegung das Risiko für Kreislauf- und Herzerkrankungen gesenkt.

Schon je 30 Minuten Bewegung mehrmals in der Woche können zur Senkung des Blutzuckerspiegels beitragen. Optimal sind fünf Trainingseinheiten pro Woche, aber auch wenn Sie es nur zweimal in der Woche schaffen, können Sie therapeutische Effekte erzielen. Um Ihren „inneren Schweinhund" zu überwinden, sollten Sie sich mit Gleichgesinnten zusammentun. In der Gruppe macht Sport einfach mehr Spaß!

Ausdauersportarten, die sich gut für Diabetiker eignen, sind:

- Wandern
- Walken
- Fahrradfahren
- Schwimmen
- Gymnastik

Eine neue Studie der Mayo Clinic hat ergeben, dass ältere Menschen bisweilen mehr Bewegung benötigen, um ihren Blutzucker zu senken. Nutzen Sie deshalb jede Gelegenheit zur Bewegung, auch Haus- oder Gartenarbeit. Patienten sollten ihren Blutzuckerwert vor und nach der sportlichen Betätigung sowie zu einem späteren Zeitpunkt noch einmal kontrollieren, damit sie wissen, wie ihr Körper auf die Bewegung reagiert.

ihre Schlafdauer und ihre Schlafqualität geben. Danach wurde ihnen Blut abgenommen und der HbA1c-Wert analysiert, der angibt, wie hoch oder niedrig der Blutzuckerwert in den letzten drei Monaten war.

Schon ein relativ geringer Schlafmangel von drei Stunden innerhalb einer Woche führte dazu, dass sich der Blutzuckerwert um 1,1 Punkte erhöhte. Diabetiker sollten deshalb auf regelmäßigen und ausreichenden Schlaf achten. Zu empfehlen sind 7 bis 8 Stunden pro Nacht. (lt. Team FID)

5. Natürliche Blutzuckersenker

Neben der Umstellung der Lebensgewohnheiten können Sie Ihren hohen Blutzuckerwert auch mit unterschiedlichen natürlichen Heilmitteln senken und auf diese Weise sogar auf herkömmliche Medikamente verzichten, die in der Regel Nebenwirkungen haben. Sie sollten so ein Vorgehen jedoch immer mit Ihrem behandelnden Arzt absprechen und verordnete Medikamente nicht auf eigene Faust absetzen.

6. Blutzuckersenkende Pflanzen

Einigen Pflanzenextrakten wird eine wahre Wunderwirkung zugesprochen. Dazu gehören beispielsweise die Samenschalen der Plantago ovata. Prof. Karin Kraft von der

2. Stress vermeiden

Entspannte Menschen haben einen niedrigeren Blutzuckerspiegel. Ein Grund dafür ist, dass der Körper be[i] Anspannung das Stresshormon Cortisol ausschüttet. Dies kann die Blutzuckerwerte im Zusammenspiel mit andere[n] Hormonen erhöhen. Wer als Diabetiker unter Stress steh[t] sollte einen Ausgleich schaffen, z. B. durch Sport oder Entspannungstechniken.

3. Rauchen verboten

Wird bei Ihnen Diabetes diagnostiziert, sollten Sie sofort aufhören zu rauchen. Nikotin belastet die Gefäße und ka[nn] zur Gefäßverengung sowie zur Erhöhung des Blutdrucks führen. Wer als Diabetiker raucht, hat ein doppelt so ho[hes] Risiko, einen Herzinfarkt zu bekommen, wie ein nicht rauchender Diabetiker.

4. Viel Schlaf

Je schlechter Typ-2-Diabetes-Patienten schlafen, desto schwerer fällt es ihnen, ihren Blutzuckerspiegel dauerhaf[t] konstant zu halten – das ist das Ergebnis einer Studie an University von Chicago.

Die Wissenschaftler beobachteten 161 unter Altersdiabe[tes] leidende Frauen über einen längeren Zeitraum: Die Probandinnen mussten Auskunft über ihr Schlafbedürfni[s]

Universität Rostock empfiehlt Patienten mit einem hohen Blutzuckerspiegel, zweimal täglich je 5,1 g der Flohsamenschalen einzunehmen.

Auch Leinsamen scheinen sich positiv auf den Blutzucker auszuwirken, ebenso wie Zimtrinde. Prof. Kraft schreibt auch der Bittergurke eine positive Wirkung auf den Blutzuckerspiegel zu; Studienergebnisse, die diese Wirkung belegen, gibt es allerdings noch nicht. Erste Hinweise auf Wirksamkeit fand man hingegen bei Extrakten aus Olivenblättern und Knoblauch sowie bei Schwarzkümmelkapseln.

Die unterschiedlichen Pflanzenheilmittel arbeiten bei der Senkung des Blutzuckerspiegels auf drei verschiedenen Ebenen:

Pflanzen wie Efeukürbis (Coccina indica) oder Gurmar (Gymnema sylvestre) steigern die Ausschüttung des Insulins.

Pflanzen wie die Guarbohne (Cyamopsis tetragonoloba) verzögern die Aufnahme von Kohlenhydraten im Darm.

Pflanzen wie Bittermelone (Momordica charantia) oder Hintonia (Hintonia latiflora) verbessern die Wirksamkeit der Insulin-Rezeptoren in den Zellen. (lt. Team FID)

7. Guarkernmehl

Guarkernmehl wird aus den Samen der Guarkernbohne hergestellt. Im Magen-Darm-Trakt quillt es durch die Aufnahme von Flüssigkeit auf und benetzt die Wände des Darms. Das führt zu einer Verzögerung der Kohlenhydrataufnahme im Darm und bewirkt, dass Glukose nur sehr langsam ins Blut abgegeben wird. Die Folge ist, dass der Blutzucker nach einer Mahlzeit nicht so stark ansteigt.

Bei der Einnahme von Guar-Präparaten sollten Sie darauf achten, die Dosis ganz langsam zu steigern, um Völlegefühl und Blähungen zu vermeiden. Zwischen der Einnahme von Guarkernmehl und anderen Medikamenten sollte mindestens ein Zeitraum von 30 Minuten liegen, da Guarpräparate die Aufnahme von Substanzen im Körper verhindern können.

8. Chinesischer Zimt

Leiden Sie unter dem Typ-2-Diabetes oder besteht bei Ihnen ein Risiko, an Diabetes zu erkranken, sollten Sie Ihre Mahlzeiten mit chinesischem Zimt (Cinnamomum cassia) würzen. Anders als der hierzulande weit verbreitete Ceylon-Zimt (Cinnamomum zeylanicum) kann der Chinazimt die Blutzuckerwerte senken.

Eine Studie des Pharmakologen Prof. Dr. Eugen Verspohl der Universität Münster zeigt, dass wässrige Extrakte des chinesischen Zimts eine fast gleichwertige Wirkung haben wie das künstliche Antidiabetikum Glibenclamid. Diese Zimt-Extrakte sind zwar offiziell noch nicht als Antidiabetikum zugelassen, ihre blutzuckersenkende Wirkung sollte jedoch von Diabetikern trotzdem genutzt werden.

Verwenden Sie den Chinazimt bei der Herstellung von Süßspeisen, orientalischen Gerichten und Gebäck. Auch Früchtetees lässt sich mit dem Zimt aus China eine orientalische Note verpassen. Bestellen können Sie das blutzuckersenkende Gewürz in jeder Apotheke. (lt. Team FID)

9. Essig

Schon zwei Esslöffel Essig vor den Mahlzeiten können den Blutzuckerspiegel senken – das konnten Forscher der Universitäten von Arizona in Mesa/USA und Lund/Schweden nachweisen. Sie verglichen die Blutzuckerwerte von 40 Personen mit Typ-2-Diabetes oder Insulinresistenz nach einer Mahlzeit mit und ohne vorherige Essig-Einahme. Schluckten die Probanden zwei Esslöffel Essig vor ihrer Mahlzeit, lag der Blutzuckerwert um 20 % niedriger als ohne Essig.

Die Wissenschaftler gehen davon aus, dass der Essig im Darm Enzyme hemmt, die Kohlenhydrate in Zucker umwandeln. Werden diese Enzyme in ihrer Wirkung beeinträchtigt, entsteht bei der Verdauung weniger Zucker und der Blutzuckerspiegel steigt langsamer an.

Gönnen Sie sich also vor jeder Mahlzeit ein Schnapsgläschen Essig, besonders wohlschmeckend ist der italienische Balsamico-Essig. Auch saure Gurken in Essig oder mit Essig zubereitete Gerichte wirken sich positiv auf den Blutzuckerspiegel aus.

In dem Jahr nach dem Koma haben sich viele Informationen, Erfahrungen und Tipps angesammelt. Hier geht es damit nun weiter. Wir beginnen damit, wie mit Diabetesfüßen eine Treppe zu steigen ist:

Tipp:

Halbieren Sie die Treppenstufen mit Hilfe eines Tritthockers.

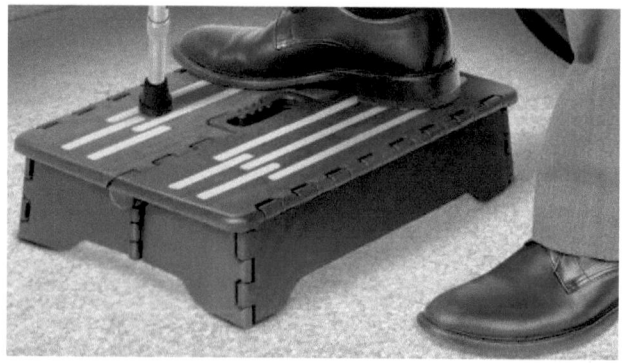

Dieser Tritthocker lässt sich auch für das Einsteigen im PKW gut nutzen.

Sofort habe ich also meine Essgewohnheiten umgestellt. Säfte und Limonaden mit Zucker gab es nun nicht mehr. Wenn ich gesündigt habe, stieg der Zuckerwert gleich auf über 220 Milligramm pro Deziliter und darüber. Ganz langsam bekam ich ein Gefühl dafür, was mir wirklich gut tut. Und wenn man dann auch noch beim Fruchtjogurt die Früchte suchen muss, dann macht man es doch lieber gleich selbst. Meine Zettelwirtschaft bewältigte ich nach dem Haufenprinzip der Ludolfs. So entstand das erste Diabetes-Tagebuch von SÜLTZ BÜCHER.

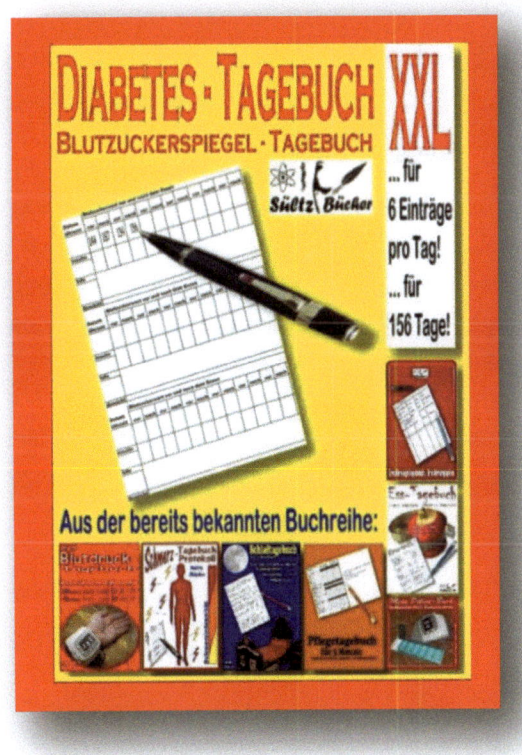

Jeder weiß, sich bewegen ist sehr wichtig! Ich mache, was möglich ist. Viel ist das aufgrund des Rückens und der Lähmungen allerdings nicht. Aber Gramm für Gramm geht es runter.

Bevor ich einen Diabetologen/login aufgesucht habe, informierte ich mich im Internet. Schnell merkte ich, es müssen die richtigen Seiten sein. Oft las ich: „Ich kann alles essen und trinken. Ich muss NUR spritzen!" Besser war zu lesen, wie normale Zuckerwerte aussehen, was hilft, die Werte niedrig zu lassen. Erst Recht was Unterzuckerung oder Überzuckerung bedeuten.

Hier nun meine Erkenntnisse:

Menschen ohne Diabetes haben vor dem Essen Zucker-Werte von bis zu 100 Milligramm pro Deziliter. Nach dem Essen können diese bis zu 140 Milligramm pro Deziliter ansteigen. Machen Sie doch einfach einmal mit Ihrem Partner oder Ihrer Partnerin den Test.

Menschen mit Diabetes haben Werte von 126 Milligramm pro Deziliter vor dem Essen und Werte von über 200 Milligramm pro Deziliter nach dem Essen.

Meine Werte lagen nach dem Krankenhausaufenthalt zwischen 150 und 250 Milligramm pro Deziliter.

Zunächst wollte ich also alles über Zuckerwerte wissen.

Unter-zuckerung	Grenzbereich	**Normalbereich**	Grenzbereich	Über-zuckerung
25	50	von 75 bis 200	225	ab 250

Eine Unterzuckerung liegt bei Werten von 25 bis 50 Milligramm pro Deziliter vor. 25 ist dabei eine starke Unterzuckerung. Man hat definiert, dass ab einem Blutzucker-Wert von unter 50 mg/dl eine Unterzuckerung besteht. Die tatsächliche Grenze ist jedoch von Mensch zu Mensch verschieden, einige Diabetespatienten werden eine Absenkung des Zuckerwertes schon bei Werten von 60-70 mg/dl spüren, andere spüren selbst Werte unter 50 mg/dl noch nicht als unangenehm. Auf jeden Fall kann ein Koma drohen. Eine Unterzuckerung kann mehrere Ursachen haben:

Ernährung:

Wird bei konstanter Insulingabe zu wenig Nahrung aufgenommen, gelangt zu wenig Glucose aus der Nahrung in das Blut. Die gegebene Insulindosis ist dann zu hoch. Der gleiche Effekt tritt ein, wenn der zeitliche Abstand zwischen Insulingabe und Nahrungsaufnahme zu lang ist.

Körperliche Anstrengung:

Eine Unterzuckerung kann auch eintreten, wenn bei körperlicher Anstrengung der Glukoseverbrauch steigt, die zugeführte Insulindosis jedoch nicht entsprechend angepasst (erhöht) wird.

Alkohol:

Auch die Zufuhr von Alkohol kann bei konstanter Insulingabe zur Unterzuckerung führen, da der Alkohol die Produktion von Zucker in der Leber vermindert.

Wechselwirkungen mit Medikamenten:

Wechselwirkungen mit anderen Medikamenten (z.B. ACE-Hemmer, Beta-Blocker, Antibiotika wie Sulfonamide und Schmerzmittel wie NSAR) können ebenfalls den Insulinhaushalt durcheinanderbringen und dadurch zu einer Unterzuckerung führen.

Nierenerkrankungen:

Nierenerkrankungen führen zu einem verminderten Abbau der Wirkstoffe von Antidiabetika, wodurch die Wirkung dieser den Blutzucker senkenden Medikamente übermäßig erhöht werden kann.

Falsche Dosierung Medikamente:

Eine Hypoglykämie kann auch entstehen, wenn zuvor die Bestimmung des Blutzuckers nicht korrekt durchgeführt wurde oder das Insulin falsch dosiert wurde.

Auch muss an eine absichtliche Einnahme einer zu hohen Medikamentendosis bei psychischen Erkrankungen, etwa in selbstmörderischer Absicht oder zur Gewinnung von Aufmerksamkeit, gedacht werden.

Eine Unterzuckerung ist in der Regel mit körperlichen und psychischen Reaktionen verbunden. Man unterscheidet zwischen drei Stufen der Unterzuckerung:

- Leichte Unterzuckerung

- Mittelschwere Unterzuckerung

- Schwere Unterzuckerung

<u>Leichte Unterzuckerung:</u>

Häufigstes und oft erstes Symptom einer leichten Unterzuckerung ist ein Heißhungergefühl. Sehr häufig kommt es auch zu Schweißausbrüchen, Herzrasen, feuchten Händen oder zu Konzentrationsstörungen. Manchmal treten auch Schwächegefühle in der Muskulatur auf ("weiche Knie"). Ursache dieser Symptome ist eine Erregung des vegetativen Nervensystems.

Es besteht Gefahr, dass man leichte Unterzuckerungssymptome verkennt. Es ist daher immer wichtig, bei Einnahme von potentiell zur Unterzuckerung führenden Medikamenten den Körper und seine Signale genau zu beobachten und in sich hinein zu hören. Ist man unsicher, ob möglicherweise eine Unterzuckerung vorliegt, sollte man im Zweifelsfall lieber einmal zu viel als zu wenig den Blutzucker messen. Hat man kein Messgerät bei sich, kann man durch leichte gedankliche Tests, z.B. leichte

Kopfrechnungen, herausfinden, ob bereits Konzentrationsstörungen vorliegen.

Mittelschwere Unterzuckerung:

In diesem Stadium kommt es neben den Symptomen der leichten Unterzuckerung häufig zum Zittern am ganzen Körper, zu starker innerer Unruhe, zu stärkeren Konzentrationsstörungen, zu Reizbarkeit; oft kommt es zusätzlich zu Sehstörungen. Auch diese Symptome sind Folge der Erregung des vegetativen Nervensystems.

Spätestens bei Auftreten dieser Symptome ist es wichtig, sofort den Blutzucker zu messen. Da ein Diabetiker dazu bei einer mittelschweren Unterzuckerung möglicherweise nicht mehr in der Lage ist, sollte nach Möglichkeit ein Angehöriger mit der Benutzung des Blutzuckermessgerätes vertraut sein.

Auch in diesem Stadium besteht die Gefahr des Verkennens von Symptomen. Insbesondere von Außenstehenden können die Symptome leicht mit dem Zustand nach Alkoholkonsum verwechselt werden - insbesondere als Außenstehender ist kritisch zu prüfen, ob es sich bei dem vermeintlich Betrunkenen nicht um einen Hilfebedürftigen handelt.

Schwere Unterzuckerung:

Die schwere Unterzuckerung ist meist durch Bewusstlosigkeit gekennzeichnet. Zum Teil kommt es auch zum Auftreten von Krampfanfällen. Im bewussten Zustand kann es bei einigen Patienten wie bei einem Schlaganfall zu Sprach- und Sehstörungen und zu Halbseitenlähmungen kommen. Die Symptome der schweren Unterzuckerung sind zentralnervös bedingt, denn das Gehirn wird nicht mehr ausreichend mit Zucker versorgt.

In jedem Fall benötigt ein Diabetiker in diesem Stadium die Hilfe anderer Menschen, er kann sich selbst nicht mehr aus diesem Zustand heraushelfen.

Kommt keine Hilfe von außen, setzt die Leber mit zeitlicher Verzögerung ihre Zuckervorräte frei, und der Diabetiker wacht nach Stunden der Bewusstlosigkeit wieder auf. Durch Alkoholkonsum kann dieser Schutzmechanismus jedoch blockiert werden, da die Leberfunktion durch den Alkohol beeinträchtigt ist. In diesem Fall, sowie auch bei sehr starker Unterzuckerung, kann der Tod eintreten. Etwa 10% aller schweren Unterzuckerungen verlaufen tödlich.

Der Bereich zwischen 75 und 200 Milligramm pro Deziliter ist der Normalbereich. Ich bin auf 150 mg/dl eingestellt. Dieser Wert ist auch die sogenannte Nierenschwelle. Zucker wird im Urin ausgeschieden.

Eine leichte Überzuckerung findet sich in Werten um 225 mg/dl wieder. Sozusagen ist das der orangene Bereich. Der rote Bereich, also eine Überzuckerung, liegt ab Werten von 250 Milligramm pro Deziliter vor.

So entstand das Protokollbuch zur Unterzuckerung:

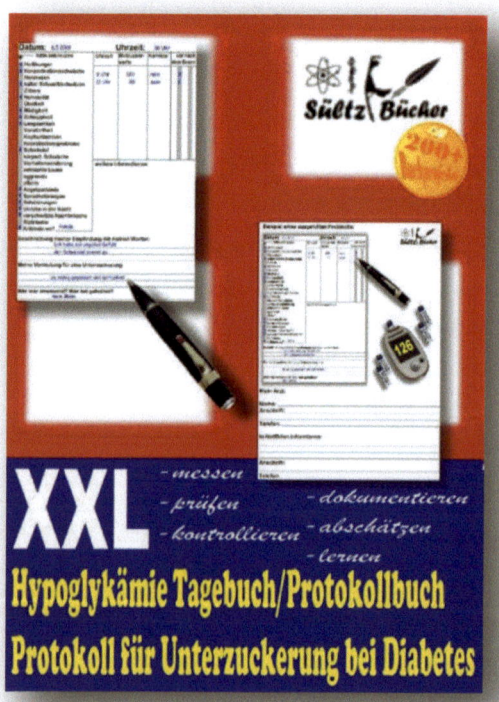

Datum: 6.5.2019   **Uhrzeit:** 16 Uhr

bitte ankreuzen	Uhrzeit	Blutzuckerwerte	Korrektur	vor nach dem Essen
X Heißhunger				
X Konzentrationsschwäche	9 Uhr	120	nein	X
Herzrasen	11 Uhr	86	nein	X
X kalter Schweiß/schwitzen				
Zittern				
X Nervosität				
Übelkeit				
X Müdigkeit				
X Schlappheit				
X Langsamkeit				
Verwirrtheit				
Kopfschmerzen				
Koordinationsprobleme				
X Schwindel				
körperl. Schwäche				
Verhaltensänderung				
schlechte Laune				
aggressiv				
albern				
X Angstzustände				
X Sprachstörungen				
X Sehstörungen				
X Unruhe in der Nacht				
X verschwitzte Nachtwäsche				
Alpträume				
X Kribbeln wo? Hände				

weitere Informationen:

Beschreibung meiner Empfindung mit meinen Worten:
Ich habe ein ungutes Gefühl
der Schwindel nimmt zu

Meine Vermutung für eine Unterzuckerung:
zu wenig gegessen und getrunken

Wer war anwesend? Wer hat geholfen?
mein Mann

Beispiel eines ausgefüllten Protokolls:

Datum: 6.5.2019		Uhrzeit:	16 Uhr	
bitte ankreuzen	Uhrzeit	Blutzucker-werte	Korrektur	vor nach dem Essen
X Heißhunger				
X Konzentrationsschwäche				
Herzrasen	9 Uhr	120	nein	X
X kalter Schweiß/schwitzen	11 Uhr	86	nein	X
Zittern				
X Nervosität				
Übelkeit				
X Müdigkeit				
Schlappheit				
X Langsamkeit				
Verwirrtheit				
Kopfschmerzen				
Koordinationsprobleme				
X Schwindel				
körperl. Schwäche	weitere Informationen:			
Verhaltensänderung				
schlechte Laune				
aggressiv				
albern				
X Angstzustände				
X Sprachstörungen				
X Sehstörungen				
X Unruhe in der Nacht				
X verschwitzte Nachtwäsche				
Alpträume				
X Kribbeln wo? Hände				

Beschreibung meiner Empfindung mit meinen Worten:
Ich habe ein ungutes Gefühl
der Schwindel nimmt zu

Meine Vermutung für eine Unterzuckerung:
zu wenig gegessen und getrunken

Wer war anwesend? Wer hat geholfen?
mein Mann

Mein Arzt:

Name: _____

Anschrift: _____

_____

Telefon: _____

In Notfällen informieren:

_____

_____

Anschrift: _____

Telefon: _____

Ursachen für die Überzuckerung:

Eine Überzuckerung kann durch verschiedene Ursachen hervorgerufen werden.

- Erstauftreten eines bisher unbekannten Diabetes
- Zu viel gegessen
- Fieberhafte Infekte
- Stress
- Einnahme von Medikamenten, die zur Erhöhung des Blutzuckers führen (Kortison, Entwässerungsmedikamente)
- Zu niedrig dosierte Antidiabetes-Medikamente oder Insulin
- Weglassen der Medikamente (versehentlich oder aus selbstmörderischer Absicht)
- Defekter Insulin-Pen, defekte Insulinpumpe

Diabetisches Koma:

Bei sehr hohen Blutzuckerwerten kann eine Bewusstlosigkeit eintreten. Die Behandlung erfolgt genauso wie bei dem Koma bei einer Unterzuckerung:

- Notarzt rufen

- Stabile Seitenlage

Kann der Blutzucker nicht gemessen werden, wird zusätzlich Zucker verabreicht, obwohl es sich hier um eine Überzuckerung handelt, weil die Unterzuckerung die gefährlichere Form des Komas darstellt und auch schneller zum Tode führt.

- Traubenzuckerplättchen in die Backentasche

- Ggf. Glukagon spritzen

Gibt man bei einer Überzuckerung Zucker hinzu, so schadet das dem Patienten weniger, als ihm in der Unterzuckerung keinen Zucker zu verabreichen.

Im Internet las ich, dass Menschen mit 600 Milligramm pro Deziliter ins Koma gefallen sind. Ein Freund starb mit 900 Milligramm pro Deziliter, erst Recht bei 1800 Milligramm pro Deziliter. Als Folgen meines Wertes (1500) sind die Diabetischen-Füße zu nennen. Es gibt ein Stechen und Kribbeln bis zu den Knien. Sündige ich, ist es auch in den Fingern zu spüren. In den Füßen ist das Gefühl ständig so, dicke Wollsocken zu tragen, ebenso sind beide Füße ohne Gefühl.

Mein Ziel war und ist es, die Werte um die 150 Milligramm pro Deziliter stabilisieren zu können. Wie gesagt, die Werte im Krankenhaus lagen nach dem Essen immer über 200 Milligramm pro Deziliter. Es musste immer gespritzt werden. Aber bereits im Krankenhaus begann ich meine Werte zu schätzen. Ich ließ mal den Pudding weg, dann gönnte ich mir eine Flasche Malzbier mit. Der Wert fiel oder stieg, so wie ich es erwartet habe.

INFO:

Malzbier geht bei Diabetes gar nicht!

Heute messe ich sofort nach dem Aufstehen. Stress und Schlafstörungen lassen den Morgenwert steigen. Auch eine nächtliche Unterzuckerung lässt den Wert steigen. Vorbeugung gegen eine Unterzuckerung: Abends keinen Sport und keinen Alkohol!

Ich schätze jeden Tag vor dem Messen meine Werte. So entstanden folgende Protokollbücher:

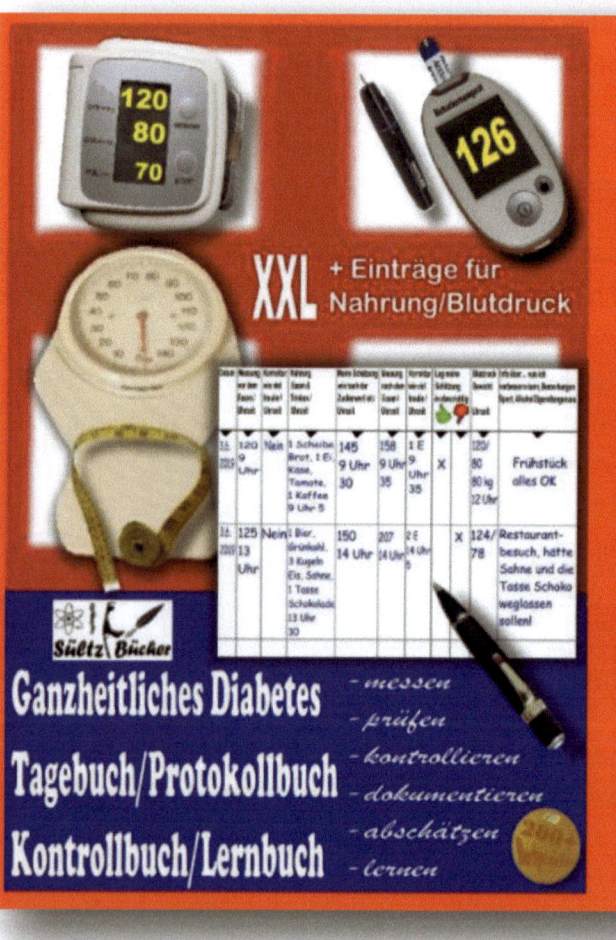

Sowie für unterwegs:

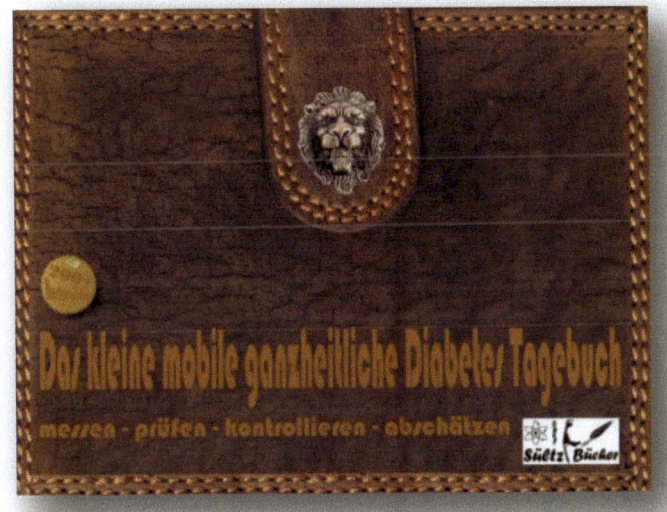

Das kleine mobile Diabetes-Tagebuch sollte unauffällig sein, wenn in einem Restaurant die aktuellen Werte eingetragen werden.

Dieses Büchlein soll einfach nur informieren. Darüber wie gefährlich Diabetes ist. Informieren Sie sich im Internet auf den richtigen Seiten. Suchen Sie regelmäßig einen Diabetologen/login auf. Lassen Sie regelmäßig Ihr Blut untersuchen. Ich habe gelernt, dass der Langzeitinsulinwert extrem wichtig ist. Denn Ihr Körper vergisst keine Sünden!

Vor dem Essen und danach wird also gemessen. Vor dem Essen, um hohe Werte nicht noch höher zu treiben. Nach dem Essen, um zu korrigieren.

Süßes und Herzhaftes fördern Diabetes Typ 2.

<u>Merke:</u>

Je mehr Kohlenhydrate, je höher der Zucker!

Außerdem erhöht Stress den Zuckerwert!

Ich begann sehr schnell damit, mein Essen umzustellen. Cola, und überhaupt Zuckerhaltige Getränke, gab es nun nicht mehr. Stattdessen Wasser und Tee. Morgens esse ich Tomaten, Radieschen, Vollkornbrot, Eier, alles was gesund ist eben. Mit zwei Mahlzeiten pro Tag komme ich gut hin.

Nach einer Studie können 50 % aller Menschen mit Diabetes ihren Diabetes besiegen. Ich möchte gern dazu gehören. Mein Langzeitblutzuckerwert liegt noch am oberen Rand vom Soll-Wert. Der soll zwischen 4,5 und 6,5 % liegen. Sie erfahren ihn bei Ihrem Arzt nach der Blutuntersuchung. Mein Wert verbessert sich von Quartal zu Quartal. Wer also noch ausreichend Insulin selbst produziert, hat die Chance, dass sich die Krankheit verbessert. Ernährung und Bewegung bedeuten, dass das eigene Insulin wieder aktiviert wird. Ernähren Sie sich nach dem Low Carb-Prinzip. BEWEGUNG – KONTROLLE – ERNÄHRUNG

So entstand unser LOW CARB Buch:

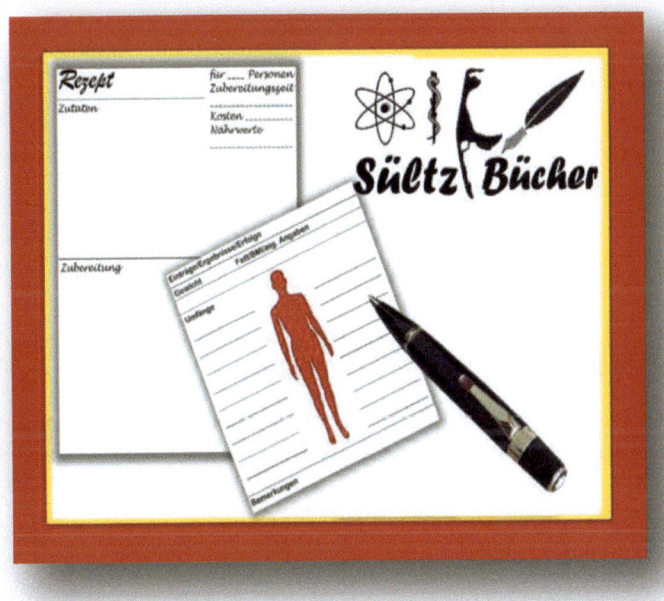

Tragen Sie die Rezepte ein, die für Sie gut sind. Sie können Ihre Gesundheitsdaten eintragen und so einen Überblick über Ihr Gewicht erhalten.

Rezept

für ____ Personen
Zubereitungszeit

Kosten _____
Nährwerte

Zutaten

Zubereitung

Einträge/Ergebnisse/Erfolge

Gewicht   Fett/BMI/eig. Angaben

Umfänge

_____   _____
_____   _____
_____   _____
_____   _____
_____   _____
_____   _____
_____   _____
_____   _____

Bemerkungen

Tipp:

Kommen Sie aus dem Teufelskreislauf ZUCKER FÜHRT ZU ÜBERGEWICHT... BEI ÜBERGEWICHT PRODUZIERT DER KÖRPER NOCH MEHR INSULIN... INSULIN BLOCKIERT DIE FETTVERBRENNUNG!

Versuchen Sie es doch auch einmal: WENIGER KOHLENHYDRATE... VIEL EIWEIS! Vielleicht einmal eine Woche. Keinen Alkohol natürlich. Auch unter Absprache mit Ihrem Arzt selbstverständlich! Essen Sie viel Gemüse. Seien Sie eine Woche konsequent, essen Sie keine kurzzeitigen Kohlenhydrate. Bei den Kohlenhydraten gibt es zwei Gruppen: Die kurzzeitigen Kohlenhydrate sind für Diabetiker die ungeuten... Toast, Süßigkeiten...,
die langzeitigen Kohlenhydrate, wie Vollkornbrot, sind die guten Wegbegleiter!

Tipp:

Kochen Sie Kartoffeln, lassen Sie sie abkühlen, danach können sie wieder erwärmt werden... und schon sind Kartoffeln unsere Freunde! Das gilt auch für Nudeln und Reis, aber besonders für Kartoffeln.

Lebensformel:

LEBEN WOLLEN UND KÖNNEN DURCH UMSTELLUNG DES ESSENS!

Meine Werte heute:

Ich stehe mit Werten um 120 Milligramm pro Deziliter auf. Nach dem Frühstück pendelt der Wert zwischen 130 und 150 Milligramm pro Deziliter. Bei Stress steigt der Wert auf über 170 Milligramm pro Deziliter bis 250. Ist er einmal auf mehr als 170 Milligramm pro Deziliter gestiegen, trinke ich sofort mindestens 1 Liter Flüssigkeit. Der Wert normalisiert sich dann. Ich spritze nur noch Langzeitinsulin um 22 Uhr. Aber manchmal spielt der Wert trotzdem verrückt, dann korrigiere ich natürlich!

Anmerkung als Schwerbehinderter: Ist Ihnen auch aufgefallen, dass sich viele Flasche und Dosen schwer öffnen lassen? Die Industrie sollte auch an ältere und kranke Menschen denken.

Noch ein Tipp:

Ich trinke nicht ständig Wasser und Grüntee. Bei Limonaden bin ich auf DEIT gestoßen. Googlen Sie einmal. Außerdem gibt es Lieferdienste.

Wie gesagt, das ist mein Weg! Informieren Sie sich im Internet, besuchen Sie regelmäßig einen Diabetologen/login und lassen Sie sich regelmäßig Ihr Blut untersuchen!

Alles Gute für Sie,

                    Ihr Uwe H. Sültz

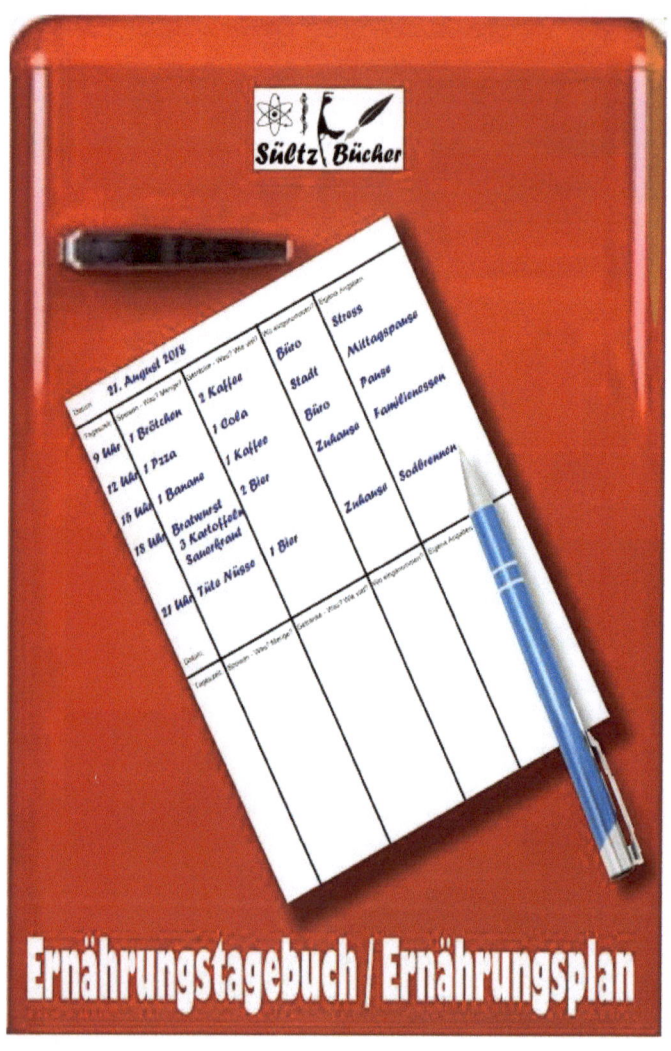

Meinen Dank an das Team FID, Herrn Dr. Paul Lohmann und GOOGLE!

Teil 3: Diabetes-Tagebuch zum Ausfüllen

Persönliche Daten

Name

Straße

PLZ/Ort

Telefon

BITTE VON IHREM ARZT AUSFÜLLEN

Therapie für Ihre Insulinbehandlung

Zielwerte	Korrektur-Regeln	BE/KE-Faktoren
morgens		
mittags		
abends		
spät		

Normalinsulin	kurzwirkende Analoga
Verzögerungsinsulin	langwirkende Analoga

Therapie für Tablettenbehandlung

Medikamente	morgens vor-zu-nach- dem Essen	mittags vor-zu-nach- dem Essen	abends vor-zu-nach- dem Essen	spät

Blutdruck-Kontrolle: Uhrzeiten vom Arzt empfohlen:

Datum Uhrzeit	Blutzuckerwert vor und nach dem Essen											
	vor	nach	vor	nach	vor	nach	vor	nach	vor	nach	vor	nach
Insulin												
Info												
Gewicht	

Datum Uhrzeit	Blutzuckerwert vor und nach dem Essen											
	vor	nach	vor	nach	vor	nach	vor	nach	vor	nach	vor	nach
Insulin												
Info												
Gewicht	

Datum Uhrzeit	Blutzuckerwert vor und nach dem Essen											
	vor	nach	vor	nach	vor	nach	vor	nach	vor	nach	vor	nach
Insulin												
Info												
Gewicht	

Datum Uhrzeit	Blutzuckerwert vor und nach dem Essen											
	vor	nach	vor	nach	vor	nach	vor	nach	vor	nach	vor	nach
Insulin												
Info												
Gewicht												

Datum Uhrzeit	Blutzuckerwert vor und nach dem Essen											
	vor	nach	vor	nach	vor	nach	vor	nach	vor	nach	vor	nach
Insulin												
Info												
Gewicht												

Datum Uhrzeit	Blutzuckerwert vor und nach dem Essen											
	vor	nach	vor	nach	vor	nach	vor	nach	vor	nach	vor	nach
Insulin												
Info												
Gewicht												

Blutzuckerwert vor und nach dem Essen

Datum Uhrzeit	vor	nach	vor	nach	vor	nach	vor	nach	vor	nach	vor	nach
Insulin												
Info												

Gewicht

Blutzuckerwert vor und nach dem Essen

Datum Uhrzeit	vor	nach	vor	nach	vor	nach	vor	nach	vor	nach	vor	nach
Insulin												
Info												

Gewicht

Blutzuckerwert vor und nach dem Essen

Datum Uhrzeit	vor	nach	vor	nach	vor	nach	vor	nach	vor	nach	vor	nach
Insulin												
Info												

Gewicht

Datum Uhrzeit	Blutzuckerwert vor und nach dem Essen											
	vor	nach	vor	nach	vor	nach	vor	nach	vor	nach	vor	nach
Insulin												
Info												
Gewicht												

Datum Uhrzeit	Blutzuckerwert vor und nach dem Essen											
	vor	nach	vor	nach	vor	nach	vor	nach	vor	nach	vor	nach
Insulin												
Info												
Gewicht												

Datum Uhrzeit	Blutzuckerwert vor und nach dem Essen											
	vor	nach	vor	nach	vor	nach	vor	nach	vor	nach	vor	nach
Insulin												
Info												
Gewicht												

Blutzuckerwert vor und nach dem Essen

Datum Uhrzeit	vor	nach	vor	nach	vor	nach	vor	nach	vor	nach	vor	nach

Insulin

Info

Gewicht

Blutzuckerwert vor und nach dem Essen

Datum Uhrzeit	vor	nach	vor	nach	vor	nach	vor	nach	vor	nach	vor	nach

Insulin

Info

Gewicht

Blutzuckerwert vor und nach dem Essen

Datum Uhrzeit	vor	nach	vor	nach	vor	nach	vor	nach	vor	nach	vor	nach

Insulin

Info

Gewicht

Datum Uhrzeit	Blutzuckerwert vor und nach dem Essen											
	vor	nach	vor	nach	vor	nach	vor	nach	vor	nach	vor	nach
Insulin												
Info												
Gewicht												

Datum Uhrzeit	Blutzuckerwert vor und nach dem Essen											
	vor	nach	vor	nach	vor	nach	vor	nach	vor	nach	vor	nach
Insulin												
Info												
Gewicht												

Datum Uhrzeit	Blutzuckerwert vor und nach dem Essen											
	vor	nach	vor	nach	vor	nach	vor	nach	vor	nach	vor	nach
Insulin												
Info												
Gewicht												

Datum Uhrzeit	Blutzuckerwert vor und nach dem Essen											
	vor	nach	vor	nach	vor	nach	vor	nach	vor	nach	vor	nach
Insulin												
Info												
Gewicht												

Datum Uhrzeit	Blutzuckerwert vor und nach dem Essen											
	vor	nach	vor	nach	vor	nach	vor	nach	vor	nach	vor	nach
Insulin												
Info												
Gewicht												

Datum Uhrzeit	Blutzuckerwert vor und nach dem Essen											
	vor	nach	vor	nach	vor	nach	vor	nach	vor	nach	vor	nach
Insulin												
Info												
Gewicht												

	Blutzuckerwert vor und nach dem Essen											
Datum Uhrzeit	vor	nach	vor	nach	vor	nach	vor	nach	vor	nach	vor	nach
Insulin												
Info												
Gewicht												

	Blutzuckerwert vor und nach dem Essen											
Datum Uhrzeit	vor	nach	vor	nach	vor	nach	vor	nach	vor	nach	vor	nach
Insulin												
Info												
Gewicht												

	Blutzuckerwert vor und nach dem Essen											
Datum Uhrzeit	vor	nach	vor	nach	vor	nach	vor	nach	vor	nach	vor	nach
Insulin												
Info												
Gewicht												

Datum Uhrzeit	Blutzuckerwert vor und nach dem Essen											
	vor	nach	vor	nach	vor	nach	vor	nach	vor	nach	vor	nach
Insulin												
Info												
Gewicht												

Datum Uhrzeit	Blutzuckerwert vor und nach dem Essen											
	vor	nach	vor	nach	vor	nach	vor	nach	vor	nach	vor	nach
Insulin												
Info												
Gewicht												

Datum Uhrzeit	Blutzuckerwert vor und nach dem Essen											
	vor	nach	vor	nach	vor	nach	vor	nach	vor	nach	vor	nach
Insulin												
Info												
Gewicht												

Blutzuckerwert vor und nach dem Essen

Datum / Uhrzeit	vor	nach	vor	nach	vor	nach	vor	nach	vor	nach	vor	nach
Insulin												
Info												

Gewicht

Blutzuckerwert vor und nach dem Essen

Datum / Uhrzeit	vor	nach	vor	nach	vor	nach	vor	nach	vor	nach	vor	nach
Insulin												
Info												

Gewicht

Blutzuckerwert vor und nach dem Essen

Datum / Uhrzeit	vor	nach	vor	nach	vor	nach	vor	nach	vor	nach	vor	nach
Insulin												
Info												

Gewicht

Blutzuckerwert vor und nach dem Essen

Datum / Uhrzeit	vor	nach	vor	nach	vor	nach	vor	nach	vor	nach	vor	nach
Insulin												
Info												
Gewicht												

Blutzuckerwert vor und nach dem Essen

Datum / Uhrzeit	vor	nach	vor	nach	vor	nach	vor	nach	vor	nach	vor	nach
Insulin												
Info												
Gewicht												

Blutzuckerwert vor und nach dem Essen

Datum / Uhrzeit	vor	nach	vor	nach	vor	nach	vor	nach	vor	nach	vor	nach
Insulin												
Info												
Gewicht												

Datum	Blutzuckerwert vor und nach dem Essen											
Uhrzeit	vor	nach	vor	nach	vor	nach	vor	nach	vor	nach	vor	nach
Insulin												
Info												
Gewicht												

Datum	Blutzuckerwert vor und nach dem Essen											
Uhrzeit	vor	nach	vor	nach	vor	nach	vor	nach	vor	nach	vor	nach
Insulin												
Info												
Gewicht												

Datum	Blutzuckerwert vor und nach dem Essen											
Uhrzeit	vor	nach	vor	nach	vor	nach	vor	nach	vor	nach	vor	nach
Insulin												
Info												
Gewicht												

	Blutzuckerwert vor und nach dem Essen												
Datum												
Uhrzeit	vor	nach	vor	nach	vor	nach	vor	nach	vor	nach	vor	nach
Insulin												
Info												
Gewicht												

	Blutzuckerwert vor und nach dem Essen												
Datum												
Uhrzeit	vor	nach	vor	nach	vor	nach	vor	nach	vor	nach	vor	nach
Insulin												
Info												
Gewicht												

	Blutzuckerwert vor und nach dem Essen												
Datum												
Uhrzeit	vor	nach	vor	nach	vor	nach	vor	nach	vor	nach	vor	nach
Insulin												
Info												
Gewicht												

Datum Uhrzeit	Blutzuckerwert vor und nach dem Essen											
	vor	nach	vor	nach	vor	nach	vor	nach	vor	nach	vor	nach
Insulin												
Info												
Gewicht												

Datum Uhrzeit	Blutzuckerwert vor und nach dem Essen											
	vor	nach	vor	nach	vor	nach	vor	nach	vor	nach	vor	nach
Insulin												
Info												
Gewicht												

Datum Uhrzeit	Blutzuckerwert vor und nach dem Essen											
	vor	nach	vor	nach	vor	nach	vor	nach	vor	nach	vor	nach
Insulin												
Info												
Gewicht												

Datum Uhrzeit	Blutzuckerwert vor und nach dem Essen											
	vor	nach	vor	nach	vor	nach	vor	nach	vor	nach	vor	nach
Insulin												
Info												
Gewicht												

Datum Uhrzeit	Blutzuckerwert vor und nach dem Essen											
	vor	nach	vor	nach	vor	nach	vor	nach	vor	nach	vor	nach
Insulin												
Info												
Gewicht												

Datum Uhrzeit	Blutzuckerwert vor und nach dem Essen											
	vor	nach	vor	nach	vor	nach	vor	nach	vor	nach	vor	nach
Insulin												
Info												
Gewicht												

Datum Uhrzeit	Blutzuckerwert vor und nach dem Essen											
	vor	nach	vor	nach	vor	nach	vor	nach	vor	nach	vor	nach
Insulin												
Info												
Gewicht												

Datum Uhrzeit	Blutzuckerwert vor und nach dem Essen											
	vor	nach	vor	nach	vor	nach	vor	nach	vor	nach	vor	nach
Insulin												
Info												
Gewicht												

Datum Uhrzeit	Blutzuckerwert vor und nach dem Essen											
	vor	nach	vor	nach	vor	nach	vor	nach	vor	nach	vor	nach
Insulin												
Info												
Gewicht												

Datum Uhrzeit	Blutzuckerwert vor und nach dem Essen											
	vor	nach	vor	nach	vor	nach	vor	nach	vor	nach	vor	nach
Insulin												
Info												
Gewicht												

Datum Uhrzeit	Blutzuckerwert vor und nach dem Essen											
	vor	nach	vor	nach	vor	nach	vor	nach	vor	nach	vor	nach
Insulin												
Info												
Gewicht												

Datum Uhrzeit	Blutzuckerwert vor und nach dem Essen											
	vor	nach	vor	nach	vor	nach	vor	nach	vor	nach	vor	nach
Insulin												
Info												
Gewicht												

Datum / Uhrzeit	Blutzuckerwert vor und nach dem Essen											
	vor	nach	vor	nach	vor	nach	vor	nach	vor	nach	vor	nach
Insulin												
Info												
Gewicht												

Datum / Uhrzeit	Blutzuckerwert vor und nach dem Essen											
	vor	nach	vor	nach	vor	nach	vor	nach	vor	nach	vor	nach
Insulin												
Info												
Gewicht												

Datum / Uhrzeit	Blutzuckerwert vor und nach dem Essen											
	vor	nach	vor	nach	vor	nach	vor	nach	vor	nach	vor	nach
Insulin												
Info												
Gewicht												

Blutzuckerwert vor und nach dem Essen

Datum / Uhrzeit	vor	nach	vor	nach	vor	nach	vor	nach	vor	nach	vor	nach
Insulin												
Info												
Gewicht												

Blutzuckerwert vor und nach dem Essen

Datum / Uhrzeit	vor	nach	vor	nach	vor	nach	vor	nach	vor	nach	vor	nach
Insulin												
Info												
Gewicht												

Blutzuckerwert vor und nach dem Essen

Datum / Uhrzeit	vor	nach	vor	nach	vor	nach	vor	nach	vor	nach	vor	nach
Insulin												
Info												
Gewicht												

Blutzuckerwert vor und nach dem Essen

Datum Uhrzeit	vor	nach	vor	nach	vor	nach	vor	nach	vor	nach	vor	nach
Insulin												
Info												
Gewicht												

Blutzuckerwert vor und nach dem Essen

Datum Uhrzeit	vor	nach	vor	nach	vor	nach	vor	nach	vor	nach	vor	nach
Insulin												
Info												
Gewicht												

Blutzuckerwert vor und nach dem Essen

Datum Uhrzeit	vor	nach	vor	nach	vor	nach	vor	nach	vor	nach	vor	nach
Insulin												
Info												
Gewicht												

Datum Uhrzeit	Blutzuckerwert vor und nach dem Essen											
	vor	nach	vor	nach	vor	nach	vor	nach	vor	nach	vor	nach
Insulin												
Info												
Gewicht												

Datum Uhrzeit	Blutzuckerwert vor und nach dem Essen											
	vor	nach	vor	nach	vor	nach	vor	nach	vor	nach	vor	nach
Insulin												
Info												
Gewicht												

Datum Uhrzeit	Blutzuckerwert vor und nach dem Essen											
	vor	nach	vor	nach	vor	nach	vor	nach	vor	nach	vor	nach
Insulin												
Info												
Gewicht